# DERNIER MOT

DU

# MÉDECIN DE CAMPAGNE

A PROPOS

## DE L'HOMÉOPATHIE.

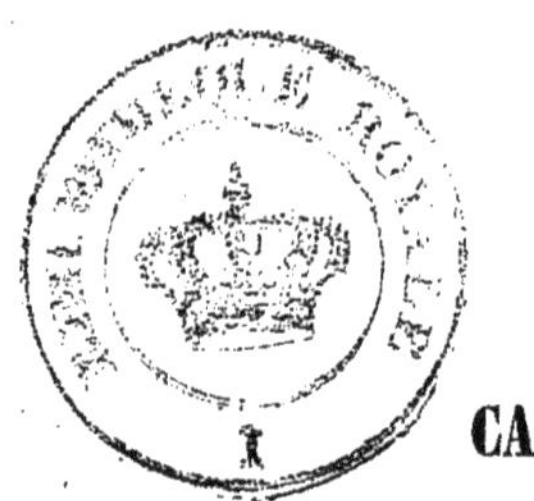

CAEN,

IMPRIMERIE DE FÉLIX POISSON,

Rue Froide, 18.

1842.

# DERNIER MOT

DU

# MÉDECIN DE CAMPAGNE

A PROPOS

## DE L'HOMÉOPATHIE.

---

A M. DESCHAMPS,

à Torigny.

Caumont, le 20 Mars 1842.

Il est fâcheux, Monsieur, que vous ayez cru ne pouvoir répondre aux observations que j'ai eu l'honneur de vous soumettre, sans mettre en cause un mien ami complètement étranger à cette discussion. C'est faire d'une question de doctrines une question de personnes; et ces sortes de questions sont toujours malheureuses. Comment d'ailleurs ne vous est-il pas venu à l'esprit qu'il se trouvera quelqu'un pour faire le raisonnement suivant: M. Deschamps croyait ou ne croyait pas que c'est réellement M. N..., qui a dicté la lettre qui le met si fort en colère. S'il n'en eût pas été persuadé, avoir pris ce prétexte pour l'injurier eût été une infamie. Il le croyait donc. Mais alors, comme rien au monde ne prouve qu'il en soit ainsi, il reste démontré que M. Deschamps n'a pas besoin de raisons bien péremptoires pour croire quelque chose, et c'est une assez mauvaise disposition d'esprit chez l'apôtre d'une doctrine aussi contestée et aussi contestable que l'homéopathie.

Au lieu de vous jeter ainsi sur le premier qui s'offrait à votre aveugle colère, n'eût-il pas beaucoup mieux valu vous en prendre seulement à l'agent responsable, sans vous inquiéter de la question de paternité. Ces sortes de problêmes sont toujours si difficiles à résoudre! Ma signature n'a jamais été protestée, elle pouvait bien répondre de 25 malheureuses pages. Il fallait donc me courir sus, ne pas injurier, si c'était possible, mais montrer à tous que j'avais tort ; tandis que, de la manière dont elle est conçue, votre réponse est peut-être ce qu'on a fait de plus convainquant contre votre système. Soyez en juge vous-même.

J'avais trouvé les citations de votre premier ouvrage plus que douteuses : et pour vous en convaincre je vous avais copié exactement les passages. Peine inutile! Vous n'avez pas même eu la curiosité de jeter les yeux sur le texte. Il est vrai qu'à cela le public eût perdu votre belle tirade sur les commentateurs, à propos desquels vous amenez, je ne sais comme, le calembourg, la salade, Dom Calmet, Loth, sa femme, les sodomites *e tutti quanti*.

On ne s'attendait guère
A voir Sodôme en cette affaire.

Il n'y a dans tout cela qu'un malheur. Vous avez pris le nom d'un port pour un nom d'homme, le texte littéral pour un commentaire. Nouvelle preuve à ajouter aux autres que vous ne connaissiez Hippocrate que par ouï-dire. Et voyez un peu où cela vous a conduit? A en chérir de beaucoup sur ce que je disais. Remplacez en effet le mot *vous* par le mot *Hippocrate*, dans la page 10 de votre réponse, et on y lira : « HIPPOCRATE *dit* : *faites « boire de l'eau à quelqu'un qui vomit et vous lui ferez rendre « par le vomissement ce qui chez lui était cause de vomis- « sement. Ainsi pour* HIPPOCRATE *la cause du vomissement est « toute matérielle*, (du moins dans ce cas particulier) « *puisque pour la faire cesser il faut qu'elle soit rendue.... « Mais sachez-le bien, Monsieur, il n'est qu'une circonstance « où le vomissement appartienne seulement à une pareille « cause.* » Donc, monsieur, j'avais raison de dire que la proposition *vomitus vomitu curatur* n'était pas une proposition générale, puisque Hippocrate lui-même prend la peine de nous dire dans quelle unique circonstance elle se vérifie. Et tout votre commentaire sur mon prétendu commentaire, qui n'est autre chose que le texte hippocratique, traduit mot à mot, sur l'édition latine de Haller, n'est qu'une preuve de plus en faveur de ce que vous disiez plus haut du ridicule des commentateurs en général, et de ceux d'Hippocrate en particulier.

J'ai dit: *traduit mot à mot*, et voilà pourquoi j'ai rendu les trois mots *frigore, sole et ventis* par : *le froid, le soleil et les vents*. Je vous donne bien en mille de traduire autrement. Cela vous fait rire, et vous voulez y voir *tout l'appareil d'un cataclysme*. Il n'y avait pourtant rien de bien extraordinaire à ce qu'Hippocrate désignât ainsi les différentes variations atmosphériques qui peuvent causer et guérir les maladies. Mais vous teniez, sans doute, à me donner une leçon de style, et à m'apprendre que ce que vous détestez le plus, c'est l'ampoulé. Je ne sais comment le public verra cette leçon dans la bouche d'un homme qui nous montre « *tout en mouvement*, ...... *une « lutte des plus vives entre les principes*, ...... *l'orage qui*

« *approche, ..... le voile qui se déchire, .....* » le tout pour servir d'exorde à une petite brochure de 59 pages, qui doit finir par l'histoire de Madelon (1). En vérité, Monsieur, quand on a dans l'œil une pareille poutre, on peut bien souffrir une paille dans l'œil du voisin.

Aux yeux d'Hippocrate (voyez la Lettre du médecin de campagne, p. 6, ligne 19), ni le principe allopathe, ni le principe homéopathe ne sont vrais d'une manière exclusive. Réunis, même, ils ne suffisent pas aux besoins de l'art. J'ai donc eu raison de le croire et de dire que ce grand homme n'était ni homéopathe, ni allopathe, ni homéopathoallopathe. Car la condition aux yeux de Hahnemann, pour être homéopathe, c'est d'admettre exclusivement son système. « *Il ne peut pas plus* « *y avoir d'autre vraie méthode de guérir les maladies dy-* « *namiques que l'homeopathie ; qu'il n'est possible de tirer* « *plus d'une ligne droite entre deux points donnés.* » (Hahnemann, Exposition de la doctrine homéopathique, 2e. édition française, Paris, chez Ballière, page 196.) (2) Mais n'insistons pas là dessus, nous tomberions dans une pure discussion de mots. Accordons, si vous le voulez, qu'Hippocrate ait été homéopathe. Mais à une condition : que vous conviendrez qu'il avait reconnu jusqu'où doit aller l'application du principe des semblables, qu'en un mot, s'il a été homéopathe, il l'a été tout autant qu'un médecin sensé peut et doit l'être.

(1) Madeleine Lepage plus connue à Torigny sous le nom de Madelon, soi-disant guérie d'un cancer, par la vertu de la soi-disant médecine homéopathique. Pendant quelque temps, cette pauvre femme a été l'objet d'exhibitions publiques qui ont cessé depuis peu, soit qu'on en ait senti le ridicule, soit pour tout autre motif.

(2) Plus loin, nous verrons Hahnemann refuser positivement le nom d'homéopathe à qui ne suit pas exclusivement sa doctrine.

J'aime Hippocrate, je l'aime parce qu'il nous a montré la voie qui conduit à la vérité, non seulement en médecine, mais dans toute science d'observation. Mais, je l'aime surtout parce que je vois en lui le type du médecin honnête homme. Il ne cherche pas à m'éblouir, il cherche à m'instruire ; il me raconte ses fautes avec la même franchise que ses succès, afin que j'évite les écueils dans lesquels il est tombé. Ce n'était pas un de ces fanfarons scientifiques qui vont partout où il y a des oreilles pour entendre, crier les élucubrations de leur esprit malade, sans s'inquiéter du malheur qui pourrait résulter s'il y avait des hommes assez mal organisés pour les croire ; et qui se proclament fièrement envoyés par la Providence pour la rédemption de la triste humanité (1).

Mais si j'aime Hippocrate, si je me prosterne devant un si grand génie : je ne partage pas cependant l'admiration de ces hommes qui disent qu'Hippocrate a tout fait, que personne depuis lui n'a rien fait, et que personne ne peut plus rien faire. Hippocrate a marché dans la voie qu'il nous a montrée aussi loin qu'un homme le pouvait, car la vie est courte et l'art est long. Ceux qui ont suivi la même route se sont efforcés d'aller plus loin et beaucoup ont réussi, beaucoup réussiront à devancer ceux-là et seront devancés par d'autres. Jeune, homme de progrès, je crois au progrès. Si je cite presqu'exclusivement Hippocrate dans cette discussion, c'est donc surtout pour faire voir qu'en

(1) *Il était temps que la sagesse du divin créateur mît fin à ces abominations*, (c'est-à-dire à la médecine que M. Deschamps a exercée pendant 25 ans). *Il était temps qu'elle fît découvrir l'homéopathie.* (Hahnemann, op. cit., p. 58).

prenant l'art dans son enfance la plus reculée, on trouve déjà des principes assez solides pour montrer le néant de la doctrine dont vous vous êtes fait le champion : que par conséquent votre Hahnemann est d'autant moins excusable d'avoir formulé cette doctrine, que l'art avait été plus perfectionné depuis Hippocrate. Je pardonne volontiers à ceux qui ne partagent pas ma prédilection pour le médecin de Cos; mais je regarde comme une de sorte de devoir de montrer le ridicule de ceux qui, sans en avoir jamais lu une seule ligne, s'ingèrent de le citer et de le critiquer.

Si vous l'aviez lu, lui reprocheriez-vous, comme vous le faites, page 12 de votre réponse, *l'inaction presque absolue* de sa méthode? Singulière inaction, Monsieur, que celle d'un médecin que vous voyez employer à chaque page des moyens tellement énergiques, que dans la pratique actuelle on oserait à peine les proposer. Les saignées jusqu'à défaillance ; les cautérisations par le fer rouge, les scarifications profondes, les purgatifs les plus énergiques, etc. A la vérité, s'il voyait qu'une maladie marchait régulièrement vers sa guérison, il se contentait de moyens peu violents et attendait la crise. Mais si c'est là de l'inaction, ce n'est certes pas une inaction blâmable.

Ici, Monsieur, permettez-moi de relever une erreur dans laquelle tombent fréquemment les adversaires de votre doctrine. Convaincus, à tort ou à raison, de l'impuissance, tant pour le bien que pour le mal, des moyens qu'emploie la pratique homéopathique, ils disent et redisent que cette méthode peut convenir dans les cas où la médecine expectante est la seule que l'on doive employer. C'est, je le répète, une erreur qu'on eût évitée avec la moindre notion de la doctrine de Hahnemann. En effet, lorsque le médecin se contente de l'expectation, son rôle auprès du malade n'est pas un rôle purement passif. Il veille à ce que, par quelque imprudence, le patient ou les assistants ne viennent pas entraver la marche salutaire de la nature. Il prescrit un régime convenable, écartant les choses nuisibles et contenant dans de justes bornes l'usage des choses utiles. L'homéopathe, au contraire, professe qu'aucun des caprices du malade ne doit être contrarié, qu'on peut et qu'il faut lui accorder tout ce qu'il peut désirer, en telle quantité que ce puisse être, fût-ce même les choses que l'expérience aurait démontrées les plus indigestes. « *Dans les maladies aiguës, l'a-* « *liénation mentale exceptée, l'instinct conservateur de la* « *vie* (1) *parle d'une manière si claire et si précise que le* « *médecin n'a qu'à recommander aux assistants de ne point* « *contrarier la nature en refusant au malade ce qu'il de-* « *mande avec instance* (Hahnemann, exposition, § 262). »

« *On a vu le cochon, la choucroûte, les pommes de terre, les harengs, les huîtres, les œufs, la pâtisserie, l'eau-de-vie, le vin, le punch, le café et autres choses sévèrement interdites par le médecin procurer la guérison* (2). ( Hahnem. op. cit., p. 407 ).

Cela répond aussi à ceux qui croient expliquer les succès dont se vantent les homéopathes, en les attribuant à ce que ceux-ci suivent dans le traitement des affections aiguës des règles diététiques plus sévères et meilleures que les autres médecins (3).

(1) Nous verrons plus tard ce que pensent ailleurs les homéopathes de cet instinct conservateur et de l'action du principe vital dans la guérison des maladies.

(2) Donc le médecin ne doit jamais défendre ces choses-là. C'est raisonné.!!!!

(3) Par ces mots les autres médecins, j'entends seulement ceux qui pour

Me pardonnerez-vous, maintenant que je viens loyalement de défendre votre doctrine contre les adversaires en répondant à une de leurs objections les plus rebattues, me pardonnerez-vous si je relève une inadvertance qui vous est échappée à propos de la *médecine expectante*. Vous semblez la confondre, p. 12, l. 15, avec *la médecine d'observation*. Ce sont deux choses essentiellement différentes Par *médecine d'observation*, on entend toute médecine qui a pour base l'étude des maladies, contrairement à la médecine de raisonnement, qui se fonde sur des raisonnements à priori, que ne vérifie pas toujours la nature. Cette inadvertance est légère et de peu d'importance; cependant elle pourrait vous nuire aux yeux de ceux qui seraient assez simples pour croire qu'avant d'écrire sur une science et surtout de se poser en régénérateur de cette science, il est de nécessité de connaître au moins les termes qu'elle emploie.

Suivant vous, tous les phénomènes morbides qui se présentent à l'observateur, « *ne sont que les actes énergiques du principe conservateur, réagissant sur l'ennemi qui l'attaque.* » Le devoir et l'office du médecin sont donc « *d'aider et de favoriser ces réactions salutaires et c'est ce qui fait l'homéopathie... similia similibus.* » (Rep. à un méd. de camp., p. 13).

Vous êtes ici, Monsieur, en désaccord complet avec vos maîtres. Quelques citations vont vous en convaincre.

« Le père du genre humain ne voulait pas que nous « agissions comme agit la nature. (Hahn. op. cit. p. 341.)

« Comme tout ce qu'opère LA GROSSIÈRE NATURE, pour « soulager dans les maladies, soit aiguës, soit chroni-

le régime s'en tiennent à la méthode formulée par Hippocrate. Confer. De victus ratione in acutis. De veteri medicinâ. La première section des aphorismes, etc., etc.

« ques, est fort imparfait, et constitue déjà une ma-
« ladie, on doit bien penser que les efforts de l'art tra-
« vaillant dans le sens de cette imperfection, pour en
« accroître les résultats nuisent davantage. (Op. cit.
« p. 43.) »

« Quel homme de bon sens voudrait imiter la gros-
« sière nature dans ses efforts conservateurs? ces efforts
» sont précisément la maladie elle-même, et c'est la
« force vitale morbidement affectée, qui crée la mala-
« die qu'on aperçoit? L'art doit donc de nécessité aug-
« menter le mal quand il l'imite dans ses procédés. (Op.
« cit. p. 45.)

« Non! cette force innée chez l'homme qui dirige la
« vie de la manière la plus parfaite pendant sa santé,
« n'a point été créée pour se porter secours à elle-même
« dans les maladies. (Op. cit. p. 45.) »

Mais si vous êtes en contradiction avec votre maître, votre maître n'est pas plus d'accord avec lui-même. C'est une consolation. Pourquoi en effet, devons-nous admettre le principe *similia similibus* de préférence au principe des contraires? C'est parce que « *la nature elle-même n'opère jamais de guérison dans laquelle une maladie se trouve anéantie, par une seconde maladie dissemblable ajoutée à l'autre, quelque forte que puisse être cette nouvelle affection. Et parce que, la nature elle-même nous montre l'exemple dans certains cas où en ajoutant à une maladie nouvelle, une maladie qui lui ressemble, elle la guérit avec promptitude et pour toujours.* » (Hahnem. op. cit. § 70.)

Il n'est pas facile de concilier tout cela. Mais s'il était nécessaire que les faiseurs de systèmes fussent conséquents avec eux-mêmes et entr'eux, personne sans doute ne voudrait faire le métier.

L'erreur que vous et les vôtres commettez ici, consiste

surtout à considérer, sans distinction aucune, tous les phénomènes morbides comme des réactions du principe vital, à dire que ce sont ces réactions qui constituent toute la maladie, que nous ne sommes malades, en un mot, que parce que le principe conservateur cherche à repousser les causes de maladie. Le principe conservateur ferait beaucoup mieux alors de ne pas se mêler de notre conservation

Au surplus, outre le ridicule de l'idée, on trouve encore là comme ailleurs, que l'origine de l'erreur dépend de ce qu'on généralise ce qui ne doit pas l'être. On ne peut certainement nier l'action du principe conservateur dans les maladies. Il ne se passe aucun jour sans que le médecin n'en reconnaisse l'action d'une manière évidente. Et sans doute, alors que vous étiez médecin, il vous est arrivé plusieurs fois de reconnaître la vérité de ce que dit Baglivi : *sæpè natura novum orditur opus ubi conatus nostri desière.* Heureux alors, si le malade découragé par le temps que durait sa maladie, n'a pas récompensé votre franchise, en allant chercher à quatre ou cinq lieues quelque charlatan qui s'est attribué tout l'honneur d'une cure dont la nature seule avait fait les frais.

On doit, comme le fait Hippocrate, distinguer deux classes de symptômes. Les uns indiquent au médecin le dérangement opéré par la cause morbifique. Ils suivent ce dérangement, d'après l'heureuse expression de Galien, *sicut umbra sequitur corpus.* La maladie cessant, les symptômes disparaîtront nécessairement, mais non *vice versâ.*

Ici encore Hahnemann et les siens professent une grossière erreur, qui pourtant sert de base à toute leur doctrine. Ils prétendent que les symptômes disparus, la maladie a de toute nécessité cessé. « *On ne peut concevoir*

« *ni démontrer qu'après l'extinction de tous les symptômes de* « *la maladie, il reste et puisse rester autre chose que la* « *santé.* » (Hahnemann, op. cit. § 8.) Ai-je besoin de prouver la fausseté d'une pareille proposition ? La condition de tout symptôme, d'être appréciable soit pour le médecin, soit pour les assistants, soit pour le malade, (Organon § 6.) entraîne nécessairement la conséquence que certains organes internes pourront être morbidement affectés, sans que nous ayons aucun moyen de nous en assurer. Une maladie peut donc exister sans symptômes. Ce que le raisonnement fait ainsi présumer, l'anatomie pathologique (1) le démontre en étalant à nos yeux des

(1) Il semble, en vérité, qu'à l'imitation de ces gentilshommes du moyen âge, qui tenaient à honneur de ne savoir ni lire ni écrire, les homéopathes se fassent gloire d'ignorer ou du moins d'afficher le plus profond mépris pour tout ce qu'il y a de plus positif en médecine. Nous avons vu plus haut quel cas ils font de l'hygiène dans le traitement des maladies. Nous allons voir à quel point ils méprisent le diagnostic. « *L'histoire na-* « *turelle et la physique en général, l'anatomie, la physiologie, la* « *chimie et la botanique en particulier, n'ont contribué en rien à per-* « *fectionner l'art de guérir.* » (Exposition de la doctr. homéopath., p. 422). L'anatomie pathologique par laquelle le médecin cherche dans le cadavre la cause de la mort, et l'explication des phénomènes observés durant la maladie n'est pas traitée avec un moindre dédain, et (risum teneatis) l'autopsie ne montre et ne peut jamais montrer autre chose que des désordres résultant du traitement que les allopathes ont employé. « *A part des défauts innés de conformation, qui sont assez rares, et* « *peut-être quelques résultats des vices du défunt, quelles anomalies* « *trouvez-vous là (dans le cadavre) qui ne soient pas en grande par-* « *tie les produits de vos manœuvres funestes, de votre ignorance* « *médicale et thérapeutique? Vous ne voyez rien là qui ait existé* « *avant votre traitement.... mais toutes choses qui sont devenues ce* « *qu'elles sont par le fait même de ce traitement.... ..... Ce n'est pas* « *l'anatomie pathologique, mais, à votre honte, l'anatomie thérapeu-* « *tique qu'enrichit le résultat de l'autopsie.* » (Hahném. op. cit. p. 549), ET VOILA LES HOMMES QUI PRÉTENDENT QU'ON LES CALOMNIE !!

lésions dont jamais sans elle on n'eût soupçonné l'existence, ou que depuis long-temps on croyait guéries. Perfectionnez nos moyens d'investigation, et nous diagnostiquerons des maladies que dans l'état actuel de la science, il ne nous est même pas possible de soupçonner. C'est ce qui est arrivé lorsque l'on a introduit en médecine l'usage de la percussion et de l'auscultation. Nous voyons maintenant les maladies des organes contenus dans la poitrine avec autant de netteté que le chirurgien voit les maladies externes. Et pourtant avant ces deux admirables inventions, la difficulté de reconnaître ces affections était telle qu'elle passait en proverbe.

Mais à quoi bon chercher à perfectionner le diagnostic ? Le médecin, disent les homéopathes, n'a rien à voir dans toute maladie que des symptômes : toute autre recherche est absurde. « *L'ensemble de ces signes appréciables* « *représente la maladie toute entière*. (Organon, § 6). « *Dans toute maladie à l'égard de laquelle il ne se présente* « *point à écarter de cause qui manifestement l'occasionne* « *et l'entretienne on ne peut apercevoir autre chose que* « *les symptômes. La totalité des symptômes est la prin-* « *cipale et la seule chose dont le médecin doive s'occuper* « *dans un cas morbide individuel quelconque* » (Organon, § 7). Il est inutile d'user sa plume à réfuter de telles propositions ; la force de la vérité aura bientôt assez de puissance pour obliger Hahnemann à se démentir lui-même. Tournons seulement quelques feuillets. Nous verrons § 172, que certaines maladies *ont trop peu de symptômes*. L'ensemble des symptômes observés dans chaque cas particulier n'est donc plus tout ce que doit considérer le médecin, puisqu'il peut manquer quelque chose à cet ensemble. Admettrez-vous des groupes de symptômes déterminés d'avance? Mais vous retomberez dans ce que vous appelez la *cure du nom*. Admettrez-vous des *symptômes caractéristiques?* et c'est en effet ce qui se lit, § 165. Mais c'est une nouvelle contradiction. Que peuvent en effet caractériser les symptômes aux yeux de médecins qui veulent qu'on ne s'occupe nullement des lésions internes qu'ils peuvent indiquer? « *Le médecin* « *qui s'amuse à rechercher des choses cachées dans l'organisme,* « *peut se tromper tous les jours, mais l'homéopathiste, en* « *traçant avec soin le tableau fidèle du groupe entier des* « *symptômes se procure un guide sur lequel il peut toujours* « *compter*. (Rau cité par Hahnem. op. cit., p. 114). »

S'il est inexact d'attribuer *tous* les symptômes à la réaction du principe conservateur, il ne le serait pas moins de nier l'action de ce principe dans la guérison des maladies, et de dire qu'aucun symptôme ne l'indique au médecin. Hippocrate et les médecins observateurs admettent ces sortes de symptômes. Et, en effet, lorsqu'on étudie les maladies, on observe que dans certains cas, à partir du moment où certain phénomène s'est développé, la maladie marche vers sa guérison d'une manière sûre et certaine; *elle est jugée*, pour employer ici le terme technique. Il est donc contraire à l'observation de dire, comme le fait Hahnemann, que jamais la nature ne guérit une maladie en ajoutant une maladie dissemblable, puisque c'est absolument le contraire qui a lieu. C'est ainsi que dans l'épidémie qu'Hippocrate a observée à Thase, aucun de ceux chez lesquels il y eut des hémorrhagies nasales ne périt. Mais, comme, sans doute, le témoignage d'Hippocrate n'aurait pas grand poids aux yeux d'un homéopathe, permettez-moi de vous citer encore Hahnemann : « La « nature, dans ses efforts pour rétablir la santé, juge « la fièvre par la sueur et l'urine, la pleurésie par le

« saignement de nez, des sueurs et des crachats mu-
« queux ; d'autres maladies par le vomissement, la diar-
« rhée et le flux de sang ; les douleurs articulaires par
« des ulcérations aux jambes ; l'angine, par la saliva-
« tion ou par des métastases et des abcès qu'elle fait
« naître dans les parties éloignées du mal (op. cit.,
« p. 29). » Plus loin, Hahnemann dira que cette manière d'agir de la nature est grossière et imparfaite, qu'aucune maladie ne guérit complètement ainsi ; « Si, dit-il, la nature ramenait par ces moyens les fonctions
« à leur type normal, elle ne l'opérerait qu'avec peine,
« d'une manière incomplète, et non sans accidents de
« nature diverse (Op. cit., 47). » Elle l'opérerait cependant, et c'est tout ce que nous voulons vous faire avouer ; car de vous faire dire que les moyens employés par la nature sont les meilleurs, vous n'en conviendrez pas, ou bien ce sera par distraction, car ce serait la ruine de tout votre système.

C'est l'étude de ces symptômes salutaires qui forme une des bases de la thérapeutique hippocratique. Une observation curieuse consignée dans le second livre des épidémies vous donnera une idée de la manière d'analyser du médecin grec. « Dans les lienteries, qui sont de longue
« durée, les rapports acides qui surviennent sont un
« bon signe, quand il n'y en avait pas auparavant.
« C'est ce que j'ai observé chez Demænete. Peut-être
« pourrait-on les procurer par l'art. Les troubles qu'on
« excite dans les entrailles, au moyen des médicaments,
« sont salutaires, peut-être en serait-il de même des
« rapports acides. (Ep, l. II, éd. Haller, t. 2, p. 230) »
Ainsi, bien loin que les médecins cherchent à s'opposer indistinctement à tous les symptômes, il est une classe de phénomènes morbides, qu'ils doivent favo-

riser et même provoquer lorsque l'observation pure des maladies leur en a prouvé l'utilité. Une méthode thérapeutique qui aurait pour principe de faire disparaître sans distinction tous les symptômes, serait tout aussi blâmable qu'une méthode qui voudrait les favoriser tous. Telle est la pratique de tous les médecins célèbres depuis Hippocrate. Et lorsqu'une doctrine compte dans son sein un si grand nombre de génies qui se sont succédé l'un à l'autre pendant plus de vingt siècles, lorsque cette doctrine a pris de nouvelles forces, par suite, même, des efforts de tous les sectaires pour la détruire, lorsqu'elle a suivi constamment dans ses progrès les progrès de l'esprit humain, on peut dire qu'elle est vraie. Que doit-on donc penser lorsqu'on voit de nouveaux Erostrates se vanter de s'être couverts d'une gloire immortelle en cherchant à détruire ce monument que les genies de tous les siècles réunis ont élevé ? Comment ne pas rire d'un rire homérique lorsqu'on les entend apporter à l'appui de leur folie de n'avoir encore, depuis dix ans à peine qu'ils existent, perdu aucun des leurs ? Comment ne voient-ils pas qu'un pareil argument est plutôt contre eux que pour eux ? Depuis quand donc n'est-il plus vrai que l'on passe plus difficilement de la voie de l'erreur dans celle de la vérité, que de la voie de la vérité dans celle de l'erreur ? Il n'y a qu'une manière d'être dans le vrai, il y en a mille et dix mille d'être dans le faux.... Nous ne connaissons pas un seul homéopathe qui soit redevenu allopathe ! Mais vos homéopathes sont-ils donc des gens si connus ? Après avoir embrassé une erreur et une telle erreur avec éclat, quand on la quitte pour revenir dans la bonne voie, fait-on retentir les trompettes de la renommée pour l'apprendre à tout le monde? Si vous même, Monsieur, devez quelque jour redevenir des nôtres, ferez-vous, dites-le moi, ferez-vous imprimer une brochure pour que personne n'ignore que vous vous êtes trompé ? Est-il bien vrai, d'ailleurs, que vous ayez gardé tous les vôtres ? N'aviez-vous pas, parmi vos chefs, un certain M. Bigel, qui depuis s'est converti. A l'allopathie ? Non : l'on revient, comme je l'ai dit, difficilement à la vérité, quand on en est sorti ; mais à une autre absurdité, à l'hydrosudopathie.

J'ai dit plus haut qu'il y a eu consensus universel sur l'utilité des symptômes critiques. Ces symptômes ont cependant été l'objet de discussions assez vives sur la question de savoir si on doit ou non leur attribuer la régularité que leur assigne Hippocrate ; mais cette question serait déplacée ici.

La plupart des crises se faisant par des évacuations, des médecins en ont conclu la doctrine humorique. Hippocrate lui-même, dans la plupart de ses ouvrages, est partisan de cette doctrine, encore bien qu'il ait écrit à plusieurs reprises que la doctrine solidiste et la doctrine vitaliste avaient aussi chacune leur application ; car, en médecine, il ne peut exister aucun principe général. Puisque, dans l'état de santé, la vie ne s'entretient que parce qu'il existe à la fois des solides, des liquides, et un principe vital immatériel, évidemment il y aura maladie toutes les fois que l'une ou l'autre de ces trois choses sera lésée. C'est ce que Hippocrate exprime lorsqu'il dit que dans toute maladie : *solidas aut fluidas partes aut spiritus influi*. Cependant, je l'avoue, Hippocrate est humoriste dans presque tous les cas Avait-il tort ou raison ?

Non nostrum est tantas componere lites.

Mais vous me permettrez de ne pas vous prendre pour juge dans cette question.

Disons maintenant quelques mots sur Sydenham, et finissons-en avec les citations. L'anachronisme que vous aviez fait à son occasion a été fait sur la foi d'un autre. Cet *autre*-là, dites-moi, était-il homéopathe? Cela ne prouverait pas beaucoup en faveur de la science des apôtres de notre doctrine. Etait-il allopathe? C'est généreux de votre part de n'en avoir pas profité pour dauber vos adversaires.

Permettez-moi d'ajouter que quand on cite, sur la foi d'un *autre*, une chose qu'on ne savait pas avant de l'avoir lue dans cet *autre*, on ne se sert pas de cette locution *on sait. On sait* veut dire *tout le monde sait*. Donc avant d'avoir consulté *cet autre*, vous ignoriez une chose que, suivant vous, tout le monde doit savoir. *On sait* veut dire les ignorants seuls ne savent pas. Or, on peut très-bien ne pas savoir que Sydenham a vécu dans le XVI^e^ siècle, et n'être pas pour cela du nombre des ignorants. Toute l'érudition que vous déployez de la page 34 à la page 37 de votre premier écrit, est empruntée à l'introduction de l'ouvrage de Hahnemann, vous vous seriez fait scrupule d'y changer une lettre. Pourquoi donc, lorsque vous copiiez la phrase relative à Sydenham, avez-vous été chercher chez *un autre* l'ânerie dont vous l'avez ornée, et qui ne se trouvait pas dans Hahnemann? Pensiez-vous, en faisant ainsi, mieux déguiser votre plagiat?

Sydenham ne vous a pas porté bonheur la première fois que vous l'avez cité. Mais vous êtes hardi, et vous ne craignez pas d'affronter de nouveau les dangers, malgré une tentative malheureuse. Vous revenez à la charge, et aujourd'hui il faut, à toute force, que l'Hippocrate anglais ait été homéopathe. Je le veux bien, si vous le voulez. Mais permettez-moi de vous dire que



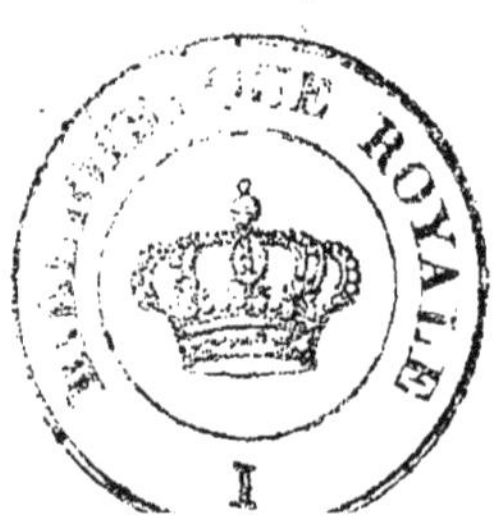

vous le citez encore aujourd'hui aussi mal que l'autre fois. « Ce grand médecin, dites-vous, administra les « sudorifiques... Mais, dans quelle circonstance le fai- « sait-il, quand la nature avait choisi cette voie de « guérison ? *Quand*, dit-il, *la sueur avait une fois* « *commencé*, *je l'entretenais....* » Nous avons vu plus haut quel cas fait votre Hahnemann de la méthode qui consiste à chercher à suivre les voies que suit la nature. D'un autre côté, pour que Sydenham eût été homéopathe, il faudrait que la sueur eût été un des symptômes caractéristiques de la peste, et c'est si peu que dans l'énumération qu'en fait ce grand médecin (page 83 de la traduction française), il n'est nullement question des sueurs. Enfin, et cette raison me dispense de toute autre, il faudrait au moins que ces mots *quand la sueur avait une fois commencé*, s'entendissent d'une sueur provoquée par la nature qui choisissait cette voie de guérison, il faudrait, en un mot, que votre citation fût exacte, et elle ne l'est pas. C'est dommage. Quand vous citez, vous n'avez pas habitude de consulter les auteurs originaux. Vous le faites une fois, peut-être la seule fois, et vous tombez à côté. A votre place cela me dégoûterait pour toujours de faire de l'érudition.

Il s'agit, dans le passage en question, d'une sueur provoquée par l'art. Pour preuve, je vais copier ce qui le précède, et l'on verra que je ne me trompe pas, et, ce qui est mieux encore, que je ne cherche pas à tromper. Cependant, comme ce passage est un peu long, je me permettrai de supprimer quelques phrases. Mais vous avez l'auteur, et vous aurez beau jeu si je supprime quelque chose d'essentiel.

Sydenham préférait aux sudorifiques une méthode basée sur l'emploi de saignées abondantes, faites d'après une formule qu'il a développée dans les pages précédentes. Mais les préjugés du peuple et des médecins l'empêchaient souvent d'employer cette méthode. « C'est « pourquoi, dit-il, comme je rencontrais souvent de « pareils obstacles, je me mis à examiner si je ne trou« verais pas une autre méthode aussi efficace, et qui, « cependant, révoltât moins les esprits. Après beau« coup de recherches et de méditations, je découvris « la suivante, qui m'a toujours parfaitement réussi.

« Si la tumeur ne paraissait pas encore, je faisais une « saignée médiocre et proportionnée aux forces du ma« lade; ensuite de quoi, la sueur venait aisément, « au lieu que sans cela il était difficile de LA PRO« VOQUER.

« Après la saignée que je faisais faire dans le lit, « lorsque toutes choses étaient déjà prêtes POUR PRO« VOQUER LA SUEUR, j'ordonnais qu'on couvrît bien le « malade, et qu'on lui mît autour de la tête une bande « de flanelle... Ensuite, s'il n'y avait pas de vomisse« ments, je donnais les sudorifiques suivants ou d'au« tres semblables. ( Suivent deux formules ).

« Lorsque le vomissement empêchait l'usage des su« dorifiques, j'attendais, pour les donner, que le « malade commençât à suer par le seul poids des cou« vertures, et en lui mettant de temps en temps un bout « du drap sur le visage pour retenir les vapeurs de la « respiration...

« *Quand la sueur avait une fois commencé, je l'en« tretenais*, et le reste comme dans votre citation. « ( Sydenh., médecine pratique, Paris et Avignon, 1799, « p. 98 et 99 ). »

Evidemment vous n'avez pu vous tromper ici, puisque vous aviez le livre sous vos yeux : que le public juge.

Laissons-là Sydenham, et la suette sur laquelle vous raisonnez comme sur tout le reste. Laissons de même toute la page 17 que vous employez à faire l'apologie de votre paresse, qui peu m'importe, et les pages suivantes, dans lesquelles vous nous apprenez naïvement que ce sont des expérienees *ab usu in morbis*, qui vous ont fait adopter une doctrine qui proscrit formellement ces sortes d'expériences. Ne disons que quelques mots sur Galien :

Ce n'est pas Galien qui a établi la loi allopathique, si d'autres l'ont proclamée avant lui.

Or, d'autres l'ont proclamée avant lui. (Voir les citations p. 8 de la lettre du médecin de campagne).

Donc.....

Les faux fuyants sont toujours une mauvaise manière de défendre une doctrine. Cela fait croire aux uns que nous manquons de bonnes raisons, à d'autres que nous manquons de bonne foi, et cela ne convainc personne... Voici, par exemple, ce qu'on lit, page 10 de votre réponse : « J'ai dit et je soutiens que la ma« tière médicale a été étudiée en allopathie, d'après « les caractères physiques et chimiques. » Puis vous prouvez cela par trois pages de citations, d'autant plus inutiles que personne ne vous le conteste, et que ce n'est nullement ce que vous aviez dit et ce que vous aviez à soutenir. Vous aviez dit, p. 17 de votre première brochure : « Le vice principal de la matière « médicale allopathique, c'est de n'avoir été étudiée « QUE d'après le caractère physique et chimique des « médicaments » Cette phrase est absurde, et à tel point, que vous n'osez la défendre sans la corriger. Mais la corriger pour la défendre ensuite, c'est convenir que j'avais raison de la trouver absurde. Ce qui lui nuit, c'est ce QUE retranché dans votre réponse, ce QUE qui l'allongeait si peu, mais qui la rendait si fausse.

Il faut, soit dit entre nous, que vous ayez une bien singulière idée du public pour lequel vous écrivez, si vous espérez lui donner le change par de semblables moyens.

Cela ne veut pas dire qu'en supprimant ce QUE, votre proposition sera admissible sans contestation. Non, car elle formulera contre les médecins un reproche d'avoir étudié les médicaments sous un de leurs principaux points de vue, sous celui de leur composition, et ce reproche est d'autant moins mérité, que tous les jours vous employez, comme médicaments des substances que vous ne connaîtriez même pas, si la chimie ne vous en avait montré l'existence.

Lorsque j'ai parlé de l'inoculation de l'acarus et de celle du pus du chancre, j'ai prouvé, dites-vous, que je n'entends nullement la question. Ce sont des inepties que je mets sur le compte de l'immortel. Je suis, par conséquent, un ignorant, si je n'aime mieux être un calomniateur.

Ni l'un ni l'autre, Monsieur, s'il vous plaît. Je pense que, quand on veut réfuter une doctrine, la première chose à faire est de l'étudier, et c'est ce que j'ai fait par rapport à la vôtre. J'ai eu le courage de lire et de relire votre Hahnemann, le livre m'est tombé plus de vingt fois des mains de dégoût; mais enfin j'ai tout lu. Je ne calomnie donc pas. Vous savez que c'est impossible, et qu'on ne peut supposer à votre fondateur toutes les extravagances imaginables sans s'exposer à d'autre danger qu'à celui de médire.

Mais ne l'eussè-je pas lu, n'eussè-je connu que ce

que vous en avez publié, j'étais conduit tout naturellement à la comparaison qui vous irrite si fort. N'avez-vous pas, en effet, donné comme exemple de traitement homéopathique l'action d'approcher du feu, une main brûlée par le feu? Qu'est-ce autre chose, dites-le moi, que d'employer au traitement d'une maladie la cause même qui l'a produite? Or, l'homéopathie ne diffère de la médecine que parce qu'elle généralise de pareils faits, qui ne sont vrais que dans des cas très-restreints. Concluez que j'étais complètement dans la question, lorsque j'ai généralisé.

La lecture des ouvrages de Hahnemann nous mènera toujours à la même conséquence. En effet, que faut-il pour que la guérison s'effectue? « Qu'il y ait LA PLUS « GRANDE SIMILITUDE POSSIBLE entre la maladie qu'on « traite et celle que le médicament a l'aptitude de sus- « citer dans le corps humain (Organon, p. 130).» Or, *la plus grande similitude possible* est *l'identité*, donc on guérira quand on produira une maladie identique, ou, en d'autres termes, la même maladie. Or, en soumettant un homme sein à la cause même qui a occasioné le mal, on produit la même maladie que l'on a à guérir, donc on guérira en soumettant le patient à la cause qui l'a fait tomber malade, donc encore une fois, je n'ai pas calomnié Hahnemann, en lui attribuant *une ineptie* (si vous le voulez), mais une ineptie qui ressort de ses principes, comme toute conséquence ressort de ses prémisses.

Une autre preuve peut encore se tirer du jugement que porte Hahnemann sur l'isopathie.

Un certain M. Lux, qui n'est pas la lumière, partant des principes posés par Hahnemann, et de quelques faits mal, interprétés en avait déduit que l'on atteindra le *nec plus ultrà* de l'art, en administrant au malade le miasme même auquel la maladie doit son origine. Ce système, qui porte le nom d'Isopathie, était absurde, comme toute conséquence tirée de principes absurdes, mais il était conséquent. C'est un avantage assez rare chez les hommes de cette secte, pour que Hahnemann ne fût pas jaloux et ne réclamât pas. Aussi fait-il et quel est le principal motif? Que l'isopathie est impraticable. Si elle était exécutable, ce serait une découverte précieuse qui rentrerait dans les principes homéopathiques. « On serait tenté d'admettre une quatrième « manière d'employer les médicaments contre les ma- « ladies, savoir : la méthode de Isopathique, celle de « traiter la maladie par le miasme qui l'a produite. « Mais en supposant même que la chose fût possible, et « CE SERAIT LA UNE DÉCOUVERTE PRÉCIEUSE, comme on « n'administre le miasme aux malades qu'après l'avoir « modifié jusqu'à un certain point par les préparations « qu'on lui a fait subir, la guérison n'aurait lieu, dans « ce cas, qu'en opposant *simillimum* à *simillimo* (Or- « ganon, p. 151). » Hahnemann cherche évidemment à ici tourner la difficulté, mais il n'en paraît pas moins subjugué par la force d'une invincible logique. Je n'ai donc pas calomnié.

La conséquence à laquelle vous êtes conduit est inepte, je le veux bien, mais elle est nécessaire. Voulez-vous qu'on ne la tire pas, cette conséquence? Empêchez que les mots *identité* et *similitude parfaite* soient synonymes. Définissez ce que vous entendez par similitude, fixez à quelle distance on doit se tenir de l'identité. Les faits parleront encore contre vous, mais au moins pour vous apprécier, on aura besoin d'une certaine réflexion, et c'est déjà quelque chose de n'être pas absurde à la première lecture.

Notez bien, Monsieur, que Hahnemann ne résout pas cette difficulté, en disant (Organon, § 26) qu'il faut que la maladie médicinale ne soit pas de même *espèce* que celle qu'on veut guérir. Et ailleurs, page 141, que les deux affections ne soient pas de même *genre*. Car, nous le verrons plus loin prétendre qu'on ne doit admettre que des individualités morbides, et que toute distinction des maladies en *genres* et *espèces* est une absurdité. « Comment est-il venu dans l'idée de partager ces *incon-*« *jubilia* en classes, ordres, familles, genres et espèces com-« me les corps organisés?... Les millions de cas morbi-« des qui ne se présentent pour la plupart qu'une seule « fois, n'ont pas besoin qu'on leur donne des noms. (Hahnemann, exp. de la méd. hom., p. 350). Vous même, page 38 de votre Réponse, êtes parfaitement d'accord là dessus avec votre maître. Qu'entendez-vous alors par genres et espèce ? Et s'il y a des genres et des espèces pourquoi ne voulez-vous pas qu'on leur donne des noms ?

Les faits, dis-je, parleront toujours contre vous alors même que vous n'admettrez pas la synonymie des mots *similitude complète* et *identité* ; car en prenant les exemples qui sont le plus en votre faveur, on prouvera aisément que la maladie qu'un médicament guérit spécifiquement, n'est pas nécessairement celle dont les symptômes ressemblent plus aux symptômes pathogéniques de ce médicament. Tel est, par exemple, le cas du mercure qui guérit spécifiquement la syphilis, et qui est impuissant contre le scorbut, encore que cette dernière affection ressemble beaucoup plus à la maladie mercurielle que la première. Tel est le cas du quinquina qui guérit spécifiquement toutes les affections caractérisées par l'intermittence et la périodicité, et dont les effets pathogéniques, n'offrent nullement ce caractère d'intermittence et de périodicité, ce dont il est facile de s'assurer en en faisant sur soi-même l'expérience.

Si on essaie le quinquina à dose homéopathique, non seulement on n'observera pas de symptômes intermittents, mais on n'en observerà aucun. Toutes les expériences possibles prouvent en effet que si vous donnez des doses de plus en plus faibles d'une substance, quelque active qu'elle puisse être, l'effet produit diminuera avec la dose et, passé un certain degré d'atténuation, on n'observera plus aucun effet. Cette proposition sera vraie tant qu'il le sera qu'un gramme d'arsenic tue, et qu'un milligramme dissous dans une masse d'eau égale à un des étangs de Torigny ne produira absolument rien sur celui qui boira un verre de l'eau de cet étang; tant qu'il sera vrai qu'une goutte de la bave d'un chien enragé reçue dans une plaie vive, communique la rage, et que la bave entière reçue et mêlée dans une masse d'eau grande comme la mer n'empoisonnera pas assez cet océan pour qu'une goutte de ce mélange reçue dans une plaie occasionne le moindre symptôme.

Ici permettez-moi de vous confier un soupçon. En lisant votre dernier Écrit, il m'est venu souvent en pensée que celui qui a fait la réponse n'avait pas lu la brochure intitulée *de l'Allopathie et de l'Homéopathie.* S'il l'avait lue en effet (Je ne cite qu'une seule des raisons qui me l'ont fait présumer j'en pourrais citer d'autres (1), il aurait su qu'en parlant de chien enragé dans la lettre d'un médecin de campagne, ce n'était pas une objection

(1) Par exemple, le fait de prétendre dans la réponse qu'on a dit autre chose que ce qu'on a dit réellement. (Voir plus haut, p. 20), etc., etc.

que je faisais, mais une réponse à une objection. On disait dans le premier Écrit : « *Quel est celui qui vou-« drait recevoir sur une plaie vive la décilionième par-« tie de la bave d'un chien enragé* ( L'Allopathie et l'Ho-« méopathie, p. 41.) » Je repondais en montrant que si toute la bave d'un chien enragé était mêlée dans la mer, chaque goutte d'eau en contiendrait plus du décilionième, et que pourtant elle ne serait pas empoisonnée. Vous dites dans votre réponse que j'ai eu tort de parler de la mer parce que l'eau est salée, mais que si elle ne l'était pas vous êtes bien certain que le mélange en question ne donnerait pas la rage. Accordez-vous donc avec l'auteur du premier écrit, qui voulait qu'un décilionième de cette bave fût un terrible poison et qui par conséquent n'eût pas voulu recevoir dans une plaie vive une goutte du mélange dont il s'agit. Je viens de faire la comparaison d'un grain d'arsenic dans un étang, cette comparaison est inexacte. Pour donner une idée de vos doses, il fallait dire :

Supposez qu'un fleuve capable de remplir la mer en un jour, ait coulé pendant dix mille ans, et que toute l'eau ait été reçue dans un immense réservoir. Dans cette énorme masse d'eau, jetez gros comme une graine de moutarde de substance soluble quelconque (d'arsenic, p. ex.): chaque goutte après le mélange contiendra plus de dix fois plus d'arsenic que n'en contiendrait plein la mer de l'eau que vous préparez par la trentième dilution. Je n'entre pas dans les détails de ce calcul, mais je vous défie d'en démontrer la fausseté. Les résultats semblent exagérés, mais la seule chose qui le soit, c'est l'absurdité d'une doctrine qui emploie des médicaments à un tel degré d'atténuation.

Cependant, Monsieur, convenez qu'en ne prenant pour exemple que la trentième dilution, je vous fais la partie belle. J'aurais pu tout aussi bien prendre la trois centième, que vous employez quelquefois (Organon p. 290), ou la 1500e que vous ne regardez pas comme inactive (id. p. 587). J'avoue pourtant que j'aurais été fort embarrassé de faire comprendre l'extrême petitesse de la dose que donne cette dernière. Que dire en effet d'une fraction de grain dont le numérateur est l'unité et dont le dominateur n'a pas moins de 3001 chiffres. C'est-à dire que le nombre exprimant combien de fois il faudrait, la dose dont il s'agit pour peser un grain écrit en caractères aussi fins que ceux de cette lettre, occuperait une bande de papier de plus de deux toises de long!!!! Il est impossible, même par des comparaisons, de donner une idée d'un pareil nombre! Il est déjà bien difficile de trouver un mot pour exprimer le nombre que donne la trentième dilution. Ce n'est pas un décilionième de grain, comme le disent les homéopathes, et en particulier votre M. Doppler, qui pourrait être un très-grand mathématicien, si pour cela il n'était pas nécessaire de savoir compter, mais c'est l'octilionième partie de ce décilionième. Quant à ce qu'il dit de la surface que présente cette fraction, demandez au premier badigeonneur que vous rencontrerez, s'il pense qu'avec une once de couleur il couvrira une surface plus large qu'avec cent tonneaux, demandez à qui vous voudrez si, à broiement égal, il n'est pas présumable qu'une livre de substance présentera toujours plus de surface qu'un grain.

J'ai honte, en vérité, de m'arrêter sur de semblables niaiseries. Mais la tâche que je me suis imposée m'oblige de ne laisser aucun de vos points fondamentaux sans réponse, et cette tâche je l'accomplirai jusqu'au bout.

Non-seulement pour les homéopathes cette dose n'est pas inactive, mais elle est capable de produire des effets extrêmement forts. En effet, une substance médicinale ne guérit qu'autant que chez l'homme sain, elle détermine une maladie semblable à celle qu'on veut guérir et plus forte qu'elle. « La maladie ne peut être « anéantie et guérie d'une manière certaine, radicale, « rapide et durable, qu'au moyen d'un médicament capable de provoquer l'ensemble de symptômes le plus « semblables à la totalité des siens et doué en même temps « d'une énergie supérieure à celle qu'elle possède (Hahnemann, op. cit., p. 126). »

« Le remède homéopathique attire à la force vitale « une maladie médicinale ou artificielle analogue, mais « un peu plus forte qui se met à la place de la maladie « naturelle (1) (Hahneman op. cit. p. 127.)

Ainsi la goutte de la trentième dilution que vous administrez au malade prêt à périr, est douée d'après vous de la faculté de mettre un homme sain, dans un état voisin de la mort, puisqu'elle doit déterminer des symptômes plus forts. Cependant Hahnemann conviendra

(1) Pour mieux faire comprendre la nécessité que la seconde maladie soit plus forte que celle qu'on veut guérir, Hahnemann emploie des comparaisons : « *Pourquoi le brillant Jupiter disparaît-il dans le crépus-* « *cule du matin aux nerfs optiques de celui qui le contemple? Parce* « *qu'une puissance plus forte, la clarté du jour naissant, agit* « *alors sur ses organes.* » (Organon, p. 125). Ailleurs on lit : « *De* « *même que la flamme d'une lampe est rapidement effacée dans le* « *nerf optique par un rayon du soleil* ». (Organon, p. 141). Supposez un mourant chez lequel on produit une maladie qui soit à la première comme le soleil à une bougie !!!!!

plus tard que l'effet de ses doses sur l'homme sain, est très faible, et qu'on a souvent besoin de beaucoup d'attention pour s'en apercevoir. C'est ce qu'on n'aura pas de peine à croire, mais en même temps ce qui donne à conclure, d'après la doctrine même, leur impuissance à guérir.

N'allons pas croire pourtant que l'homéopathe ose dans la plupart des cas administrer une goutte entière de ses dilutions, il se contente d'en imbiber des dragées de sucre assez petites, pour que trois cents de ses dragées puissent être imbibées par une seule goutte. Il n'osera encore vous faire prendre une de ces dragées entière, il la dissoudra dans l'eau et vous en fera prendre une goutte. Quelquefois encore de cette manière, la quantité qu'il vous administrerait serait trop forte. Il touchera le bout de votre langue avec ce globule. Cela serait encore trop dans certains cas. Il vous le fera flairer.... Il faut encore citer ici, car on ne me croirait pas. « Ce qu'il y a de mieux à faire, « c'est d'employer de petites dragées en sucre de la « grosseur d'une graine de pavot. Une de ces dragées, « imbibée du médicament et introduite dans le véhicule, « forme une dose qui contient environ la trois centième « partie d'une goutte; car trois cents dragées de la sorte, « sont suffisamment imbibées par une goutte d'alcool. « En mettant une semblable dragée sur la langue, sans « rien boire ensuite, on diminue considérablement la « dose. Mais si, le malade étant très sensible, on éprouve « le besoin d'employer la plus faible dose possible, on « se contente d'une simple et unique inspiration. » (1) (Hahnem. op. cit. p. 288)

(1) Qu'on ne croie pas que les médicaments que les homéopathes administrent ainsi soient des substances bien actives ; ce sont quelquefois des

A mesure qu'on diminue la dose des médicaments par cette atténuation successive, tout le monde est porté à croire que l'énergie du médicament doit diminuer. C'est ce que la raison indique. Aussi est-ce précisément le contraire que prétendent les homéopathes!!! « Le « médicament homéopatique à chaque division ou « dilution acquiert un nouveau degré de puissance par « la secousse qu'on lui imprime » ( op. cit. p. 285 ) Cette miraculeuse secousse se fait « en prenant le flacon « dans la main et le faisant mouvoir avec rapidité, « une seule fois de haut en bas avec force..... On « fait bien de ne donner que deux secousses à chacun « des 20 ou 30 flacons successifs. ( op. cit. p. 289. ) » De sorte que la portion de matière qui se trouvera dans le trentième flacon, s'il y en a, aura reçu seulement 60 secousses. Et cependant nous lisons ( op. cit. p. 279 ), que pour donner à un grain entier de médicament l'énergie de la trentième dilution, il a fallu secouer sans interruption pendant une demi-heure. Donc, à nombre égal de secousses, et, par conséquent, abstraction faite de toute secousse, l'action d'un grain est plus faible que l'action de l'octilionième partie du décilionième de ce grain.

Ici encore, Hahnemann après avoir dit oui, dit non. Nous lisons en effet, page 287. « L'effet des doses ne

substances dont il n'est personne qui ne prenne 40 à 50 grammes par jour ; tel est, par exemple, LE SEL DE CUISINE, qui non-seulement produit des effets par inspiration, mais des effets qui durent pendant 15 à 20 jours ! ( V. Hartmann, pharmacopie homéopathique, article *Natrum muriaticum*), tels sont les sucs d'écrevisse, de cloportes, d'araignée, etc. (Hartmann, art. *Cancer fluviatilis. Oniscus asellus. Aranea diadema*). Et M. D*** reprochait aux allopathes l'huile de vers et le bouillon de chien qui ne se trouvent plus dans aucune matière médicale, mais qui, du moins, se formulaient à doses raisonnables et capables d'agir !

« s'affaiblit pas dans la même proportion que la quantité « du médicament.

« Supposons qu'une goutte de mélange qui contient « un dixième de grain de substance médicinale produise « un effet $= a$, une goutte d'un autre mélange contenant « seulement un centième de grain de cette substance, « ne produira qu'environ un effet $= \frac{a}{2}$ si elle contient un « dimillième l'effet sera $\frac{a}{4}$ si un millionième $\frac{a}{8}$ et ainsi de « suite. A égal volume des doses, l'effet du médica- « ment ne diminue que de moitié environ, chaque fois « que sa quantité diminue des $\frac{9}{10}$. » (1)

On voit qu'ici l'effet diminue avec la dose, plus haut il augmentait lorsque la dose diminuait.

Continuant la série on voit qu'à la trentième dilution, l'effet du médicament serait $\frac{a}{2^{30}}$ ou moindre que la billionième partie de l'effet primitif,

Il est difficile de savoir où Hahnemann a trouvé une unité pour servir de base à ses calculs. Mais accordons qu'il en ait trouvé une et interrogeons les faits. Un gramme d'opium tue. Un centigramme occasionne à peine un sommeil de quelques heures D'après Hahnemann, l'effet du centigramme n'est que le quart de l'effet du gramme. Si de l'effet entier au quart de cet effet, il y a la même différence que de la mort au sommeil de deux heures, quelle ne devra pas être la différence de l'effet entier au billionième de cet effet !!!!!

(1) Cette série boiteuse et la conséquence que Hahneman en tire ne prouvent pas que le médecin allemand soit meilleur mathématicien que médecin. La série en effet, traduite en langage ordinaire, indique qu'à partir du centième pour lequel l'effet est $\frac{a}{4}$ l'effet diminue de moitié, seulement chaque fois que la dose diminue des $\frac{99}{100}$ et non des $\frac{9}{10}$

Arrêtons-nous là. Ce serait faire injure au bon sens de ceux qui liront ceci, que de continuer.

Vous nous avez donné votre parole d'honneur que ces doses produisent de l'effet ( p. 24 )...... Je craindrais de m'attirer une seconde fois le reproche de jurer sur la parole du maître si j'accordais trop d'importance à un pareil argument. Voyons donc les expériences que vous apportez à l'appui de votre parole d'honneur.

Il y a d'abord les expériences sur l'homme sain, Ces expériences forment ce que vous appelez l'action pure des médicaments, et leurs résultats constituent *la matière médicale pure*. Ouvrons donc un traité de matière médicale pure, et sans aller chercher, prenons la matière médicale pure de *Hahnemann* ; et pour qu'on ne nous impute pas les fautes de traduction, prenons l'ouvrage original. Voici le titre. Sam. Hahnemann. *Materia medica pura* etc. 2 vol. *Dresdæ* et *Lipsiæ*, 1826— 1828. Que lirons-nous? Je défie l'imagination la plus hardie de se le figurer si on n'a pas le livre sous les yeux. C'est à peine si j'oserai citer, j'aurai beau protester et jurer mes grands dieux, que mes citations sont exactes, on ne voudra pas croire.

Nous verrons Hahnemann, partir du principe établi dans l'Organon, savoir : que le jour où l'on prend un médicament pour en étudier les effets, on devra attribuer à ce médicament tout ce qu'on observera ce jour là dans l'économie, quand même ce seraient des symptômes que l'expérience aurait démontrés arriver indépendamment de ce médicament : « Les accidents et les « altérations de la santé qui se montrent tant que dure « l'action du médicament, dépendent de cette substance « seule et doivent être notés comme lui appartenant

« en propre, quand bien même la personne aurait « long-temps auparavant éprouvé spontanément des « symptômes semblables.. Dans le cas présent ils sont « les effets du médicament, car on ne peut admettre « qu'ils soient venus d'eux-mêmes (*pour faire niche « aux homéopathes*), dans un moment où un puissant « médicament (*qu'on essaie justement pour savoir s'il « est puissant*) domine l'économie » (Organon p. 211). Ajoutez que la première condition imposée à l'expérimentateur est de suivre un régime particulier, (Organon § 125,) qui doit nécessairement déterminer quelques effets sensibles, si surtout le malade, comme le veut le § 126, ne fait autre chose que de s'observer avec soin, « et porter une attention scrupuleuse à tout ce « qui survient dans son intérieur, sans que rien ne l'en « détourne. »

L'homme le mieux portant, qui, sans avoir pris de globules, se serait imposé une pareille occupation, aurait certainement au bout de la journée un tableau de symptômes, aussi marqué que la plupart de ceux que note Hahnemann. En voici quelques échantillons pris au hasard :

Arsenic. — Envie de se gratter l'oreille droite. (1)

Fer. — Dormir les yeux entr'ouverts. (2)

Aimant artificiel — S'éveiller le matin couché sur le dos une main derrière la tête, l'autre sur l'épigastre, une jambe par-ci l'autre par-là. (3)

(1) *In meatu auris dextræ titillatio suavis ad fricandum invitans. Mat. méd. pur T. II. p.* 18.

(2) *Semi clausis dormit oculis.* (Ibid. p. 112.)

(3) *Manè inter somnum decumbit in dorso alterâ palmâ manûs sub occipite, alterâ super ventriculi regione porrectâ, genibus divaricatis.* (Ibid. p. 189.)

Mercure. — Le soir, en été, allumer du feu dans la cheminée, placer des épées en croix, sur un des coins du lit, des chandelles, sur un autre ses culottes, le tout sans rire.

Envie de pincer le nez des inconnus qu'il rencontre. (1)

Permettez moi de ne pas multiplier les citations. Ai-je besoin de montrer votre pauvre maître se jetant à l'eau pour avoir pris de la belladone, disputant tout le monde parce qu'il a pris de la noix vomique, attribuant à la coque du levant de lui avoir donné du froid aux mains, à l'orpiment, des coups d'aiguille au côté droit du front, à l'arsenic la mélancolie religieuse, à l'agaric une sensation de froid dans le coin interne de l'œil droit, à l'hellebore noir un chatouillement au doigt indicateur de la main gauche, à l'acetate de manganèze de lui avoir fait rêver qu'il viendrait le lendemain deux personnes qui vinrent en effet. Faut-il vous copier la belle expérience rapportée dans un journal allemand, (Algem. homéopath, zeitung... Hartmann, Und, Rummel, 1832, n°. 5, p. 40.) « Trois « mouches et un globule de veratrine à la quatrième « dilution furent mis dans un verre, et celui-ci fut « recouvert d'un papier percé de plusieurs trous. Au « bout de trois jours, les mouches moururent, et on « trouva sur le verre une humeur visqueuse d'un blanc « jaunâtre, évidemment les mouches avaient succombé « à un choléra déterminé par l'action du globule !!!! »

(1) *Vesperi, æstate calidâ, ignem in fornace suscitat, gladios decussatim ponit, in altero cubili angulo candelas in altero caligas collocat. Omnia hæc serio agens.*

*Inter ambulandum, hominum incognitorum obviam venientium nasum duobus digitis prehensare gestit.* (Mat. méd. pur I p. 311.)

Tout cela ressemble à des plaisanteries, rien n'est pourtant plus sérieux. Nous en verrons bien d'autres.

Occupons-nous maintenant des expériences sur le malade; mais d'abord commençons par nous rappeler que ce que les homéopathes proscrivent le plus, ce sont les expériences *ab usu in morbis*. Je pourrais me borner là, mais on ne me comprendrait peut-être pas assez. Reprenons donc l'histoire de Madeleine Lepage.

Dans la lettre du médecin de campagne, j'avais, je crois, montré combien peu cette expérience était concluante, me fondant sur cette vérité incontestable, qu'en médecine, lorsqu'une maladie guérit quelquefois par les efforts de la nature, un cas isolé de guérison après l'administration d'un médicament quelconque, ne prouve rien en faveur de ce médicament. Un pareil travail ne devait pas vous satisfaire; aussi nous redonnez-vous aujourd'hui l'histoire de Madelon, mais flanquée et fortifiée de l'histoire d'un prince. Un prince! Ce n'est certes pas là une expérience *in animâ vili*, exécutée dans quelque rue sale d'une obscure petite ville. C'est une guérison qui a fait du bruit, à tel point que Vienne s'est convertie et qu'on va y établir une chaire d'homéopathie dont le docteur Wurm sera chargé. (Rep. à un médecin de campagne, p. 36.)

Hélas!!!

On lit dans le *Constitutionnel* du 30 mars 1841 :

« Des lettres de Milan, annoncent la déplorable fin « du feld maréchal comte Radetzki, commandant en « chef de l'armée autrichienne en Italie (c'est bien le « même). Ce général d'une haute distinction souffrait « depuis quelque temps de maux d'yeux fort doulou- « reux. Après une longue hésitation, ses médecins cru- « rent devoir l'avertir qu'un cancer se déclarait. A

« cette affreuse nouvelle, sa fermeté ne parut pas se dé-
« mentir. Mais, à peine l'eut-on laissé seul dans ses ap-
« partements, qu'un coup de pistolet se fit entendre,
« et les gens de sa maison accourus au bruit de la dé-
« tonnation, ne trouvèrent plus qu'un cadavre.

Vous me dispenserez, je pense, de tout commentaire. Seulement il faut que je vous avoue qu'à la première lecture, l'histoire du prince m'avait paru suspecte. *Certains*, vous le savez, ont toujours guéri des princes.

> Admirez le pouvoir de notre médecine !
> Par sa vertu mon père, au fils du roi de Chine
> Un jour fit rendre un ver long de quatre cents pieds !

Celui-là du moins avait raison. On aimait mieux croire que d'aller en Chine. Mais on sait toujours aisément ce que fait un prince européen, voire un prince d'Allemagne où les princes sont presque aussi communs que les maires chez nous.

Au lieu d'un prince, que ne nous parliez-vous de quelque servante de curé des environs de Vienne. On n'eût pu démentir. On eût pu croire (en Allemagne) la servante du curé de Saint Amand guérie. Politesse pour politesse. Vous auriez eu deux faits établis avec une égale certitude, vous n'en avez plus un seul.

Il faut pourtant avouer que, sans le *Constitutionnel*, l'histoire du prince Radetzky me réduisait en poudre. Vous ne l'avez pas inventée, cette histoire, il faut en convenir; mais dites-nous au moins quelle foi on peut accorder à des gens qui appuient une doctrine sur de pareilles impostures (1)?

(1) Les homéopathes veulent à toute force passer pour des guérisseurs d'incurables. Nous venons de voir que le traitement des cancers n'est pour eux qu'un badinage; la rage déclarée n'est qu'un jeu d'enfant :

Que dire de la fille du meunier de Petré, que vous avez, dites-vous, guérie à cela près que son genou est resté gonflé, que la jambe est restée fléchie; mais *qui guérira?* Sinon que les observations se rédigent ordinairement au passé et non au futur.

Quelques personnes, d'ailleurs instruites, m'ont demandé ce que c'était que cette *Calcarea carbonica* au moyen de laquelle vous avez opéré ce futur miracle, et elles ont été fort étonnées d'apprendre que c'était tout simplement de la pierre à chaux, de la pierre de taille, du marbre, des écailles d'huîtres, du carbonate de chaux en un mot, car cette substance s'offre dans la nature sous mille formes et sous mille noms différents.

Un chimiste a poussé l'indiscrétion jusqu'à vouloir savoir pourquoi la fille de Petré a attendu pour guérir (*in futuro contingenti*) que vous vinssiez lui vendre une substance dont chaque jour elle prenait, dans chaque

« *S'il est arrivé souvent à la belladone d'échouer dans la rage « déclarée, on ne doit pas perdre de vue qu'elle ne peut guérir ici « que par la faculté de produire des effets semblables à ceux de « la maladie et que par conséquent on n'aurait dû l'administrer « qu'aux plus petites doses possibles* ». (Hahnem. op. cit. 74.)

La phthisie pulmonaire! Elle n'existerait même plus si tous les médecins étaient homéopathes.

« *La phthisie pulmonaire enlève annuellement des centaines de « milliers d'individus à la fleur de l'âge.* ALLOPATHES ! VOUS AVEZ « LEUR MORT SUR VOTRE CONSCIENCE. *Car s'en trouve-t-il un seul parmi « eux dont la maladie n'ait point pris sa source dans vos belles « méthodes curatives....... Vraiment c'est une excellente manière « d'anéantir en masse et sourdement le noyau du genre humain !* » (Hahnem. op. cit. p. 537.) Les affections gastriques! Pure bagatelle! « *Si on fait respirer une seule fois au malade un globule de sucre gros comme une graine de moutarde, et qui a été imbibé de suc « de pulsatile très étendu.....* IL SE TROUVE GUÉRI EN DEUX HEURES DE « TEMPS. » (Org. p. 15.) Et voilà les hommes qui prétendent qu'on les calomnie !!!

goutte d'eau, des doses plusieurs millions de fois plus fortes que ce que vous lui en avez donné pour ses quarante sous. — J'ai répondu que sans doute vous vous feriez un sensible plaisir de lui expliquer cela vous-même, mais que peut-être cela tenait à l'agitation que vous donnez à vos flacons et au frottement qui en résulte. — Il m'a répondu que l'eau du ruisseau de Petré, comme celle de toutes les sources, a éprouvé de la part de la terre un frottement bien autrement considérable que celui qui est résulté des quarante-huit secousses que vous avez données à votre flacon, d'après la règle (V. plus haut p. 30). — J'ai répondu que le flacon ayant été port- dans la poche depuis l'officine de M. Deschamps jusqu'à Petré, avait été bien autrement secoué qu'il ne disait. — Il m'a dit alors que Hahnemann ne voulait pas qu'on portât les flacons dans la poche (1). Je lui ai repondu « qu'il en voulait beaucoup à cette pauvre homéopa- « thie pour mettre sur son compte de telles inepties, « ou qu'il ne la connaissait pas du tout, ou bien que « c'était avec l'arme des Baziles qu'il voulait la vaincre. « Ignorance ou calomnie, il n'avait qu'à choisir. » (2) — Il m'a répondu que ma réplique ne prouvait rien « si- « non le défaut d'urbanité et de bonne éducation de la « part de celui qui l'avait proférée. » — J'ai dit alors que la difficulté tenait sans doute à ce que l'eau de Pétré n'est pas pure et contient bien autre chose que du carbonate de chaux. — Mais il m'a dit que l'eau de la

(1) « *Il y a des homéopathistes qui transportent avec eux les médi- « caments sous forme liquide dans le cours de leurs visites, et « qui prétendent que les vertus n'acquièrent point par là d'exalta- « tion. Soutenir une pareille thèse, c'est prouver qu'on ne possède « point un esprit d'observation bien rigoureux.* (Organon, p. 278) »

(2) Cette gentillesse et celle par laquelle on y repond sont littéralement copiées dans la reponse de M. D., qui voulait sans doute en les écrivant me donner une leçon et un échantillon d'urbanité et de politesse.

Fontaine-Simon n'est pas beaucoup plus pure; qu'aucune analyse d'ailleurs ne pouvait démontrer dans l'eau distillée l'absence d'aucune substance à aussi faible dose que la vingt-quatrième dilution. Que d'un autre côté, les homéopathes avaient été précisément choisir le carbonate de chaux le plus impur qui se trouve dans la nature, savoir: celui qui forme les coquilles des molusques (V. Hartmann pharmacopée homéopath., art. *calcarea carbonica.*), lesquelles sont formées de carbonate de chaux, de phosphate de même base, de carbonate de magnésie, d'oxide de fer, de matière animale plus ou moins putréfiée, et en outre de toutes les substances que peut contenir l'eau de mer dont elles ont été imbibées (1). — Après cela, Monsieur, je n'ai rien dit.

Vous êtes si certain de vos expériences, que vous m'en proposez une pour me convaincre: « Présentez-moi, « dites-vous, un malade éprouvant les symptômes sui- « vants: pouls fréquent et dur, chaleur sèche, face co- « lorée et bouffie, yeux étincelants, céphalalgie, soif,

(1) On voit ce qu'on doit penser des précautions que les homéopathes se vantent de prendre pour que leurs médicaments ne soient pas souillés de matières étrangères. (v. rép. à un médecin de campagne, p. 34). Si on ouvre une de leurs pharmacopées, on reconnaît que presqu'aucune des substances chimiques dont ils se servent n'est à un degré de pureté tel qu'un chimiste voulût les employer dans une expérience sans leur faire subir une nouvelle purification. Ainsi, par exemple, pour obtenir du cuivre très-divisé, « *On frotte un grain de cuivre sous l'eau sur une pierre à « rasoir.* » (Pharmacopée de Hartmann, art. cuprum.) Il est évident pour tout le monde qu'il y aura dans l'eau, au moins autant de la pierre à rasoir pulvérisée que de cuivre. Je ne cite pas d'autres exemples parce que cela entraînerait dans des détails chimiques déplacés ici. Mais je prie qu'on se rappelle que si le grain de substance qu'on dissout dans la première bouteille, contient de la matière étrangère en quantité égale à la 30e dilution, lorsque ce grain aura été porté lui-même à la 30e la portion de substance étrangère s'y trouvera encore à la 60e dilution, par conséquent en quantité notable, puisqu'elle n'est pas inactive à la 1500e

« grande agitation, douleur pleurétique lancinante, etc.,
« (1) ce qui constitue un état assez grave, comme vous « voyez, et je le guérirai dans l'espace de trois ou « quatre jours, en lui faisant prendre..., (il n'importe « quoi). (Rep. à un médecin de camp., p. 34). »

Vous êtes beaucoup plus modeste que votre maître, car il se vante de guérir un cas semblable par le même moyen en moins de vingt-quatre heures (Hahnem., op., cit., p. 17). Mais il est tout naturel que les malades n'aient pas la même complaisance pour le disciple que pour le maître.

Permettez-moi cependant de vous répondre que je ne vous crois pas encore assez aguerri en homéopathie, pour oser tenter ou même proposer sérieusement un pareil essai. En présence d'un tel danger vous vous écrieriez: périssent tous les systèmes plutôt qu'un seul homme par ma faute, et saisissant l'instrument proscrit, vous ouvririez largement la veine, vous demanderiez à l'allopathie les secours puissants dont elle dispose, vous feriez en un mot ce que vous faites chez tous vos malades. Que d'autres vous blâment, ce ne sera pas moi. Mieux vaut être inconséquent, que de tromper sciemment la confiance de ceux qui demandent notre aide dans le combat qu'ils soutiennent contre la mort. Mieux vaut être inconséquent que d'entendre à son chevet pendant de longues nuits sans sommeil une voix qui crie *qui non salvat cùm salvare potest idem facit occidenti.* Un homme se noie et vous vous contenteriez de lui jeter un fil d'araignée, lorsque vous avez en main un cable puissant, et cela parce qu'il a plu à quelques fous de

(1) Grandam fievram cum redoublamentis grandam dolorem capitis et grandum malum au côté, cum grandâ difficultate et pœnâ à respirare. (*Molière*).

prétendre que le fil d'araignée est plus fort que le cable !... Oui, lorsque vous agissez comme vous faites, dans ces dangers, vous faites bien, mais ne détruisez pas ce qu'il y a de louable dans votre conduite en disant que ces moyens énergiques se marient bien avec l'homéopathie, Hahnemann vous renierait : « L'homéopathie « ne verse pas une seule goutte de sang, elle ne fait « jamais ni vomir, ni suer, ne prescrit ni bains chauds, « ni lavements médicamenteux, elle n'applique, ni ve- « sicatoires, ni sinapismes, ni sétons, ni cautères. « (Hahnemann, op. cit. p. 4). »

« Il faut avoir bien peu approfondi l'étude de l'ho- « méopathie... pour vouloir faire marcher ces détesta. « bles méthodes avec la véritable médecine et les repré- « senter comme des sœurs dont elle ne saurait se passer; « L'homéopathie pure repousse toute association de ce « genre. » (Organon. p. 196) Et plus loin, parlant des médecins qui veulent associer les deux méthodes, Hahnemann, s'écrie : « qui voudrait faire à ces hommes in- « considérés et dangereux l'honneur de les admettre « parmi les adeptes de l'art pénible, mais salutaire au- « quel on donne le nom de médecine homéopathique ? » (Organon p. 215).

Rappelez-vous que vous faites profession d'être homéopathe *complet et exclusif*, et qu'employer concurremment avec les miraculeux globules, les énergiques secours que blâme l'homéopathie, c'est vous exposer à ce qu'on dise que vous écrivez HOMÉOPATHIE sur votre porte, comme d'autres écrivent : AU LION VERT, chez lesquels on serait bien simple de chercher la merveille annoncée sur l'enseigne.

Ajoutons encore quelques mots et terminons pour toujours cette discussion déjà beaucoup trop longue.

Vous n'avez pu vous défendre d'un léger mouvement d'épaules en lisant la comparaison que je faisais des homéopathes et des sorciers. Est-ce, pardonnez cette question, est-ce aux homéopathes, ou aux sorciers, ou à la comparaison, que s'adresse votre bienveillante pitié ? Aux sorciers sans-doute Malheureusement vous savez que dans notre siècle des lumières on y croit encore. Il y a à St.-Lo une *orde vieille* dont la main bénite opère des miracles, et attire les dupes de dix lieues.

Pauvres gens, idiots, peuple ignorant et rustre!

Ne les blâmez pas. Car il y a eu des hommes qui n'ont pas eu honte de prêter leur plume à défendre de pareilles sottises. Voici pour preuve ce qu'on lit dans un ouvrage imprimé il y a moins de dix ans:

« Il suffit de l'application, mais peu prolongée de la main « D'UN HOMME BIEN INTENTIONNÉ sur la partie qui souffre « le plus spécialement pour rétablir l'harmonie dans « la répartition de la force vitale, et procurer ainsi « repos, sommeil et guérison. » Et ailleurs: « on remplit « cette troisième indication ; (communiquer la force « vitale :) En prenant une volonté fixe et bien prononcée et en appliquant les mains ou le bout des doigts « sur la partie affaiblie, dont une affection chronique, « interne, a fait le siège de son principal symptôme, « comme par exemple dans les ulcères anciens, la « goutte sereine, la paralysie d'un membre, etc. » Et plus bas vous lisez que le résultat le plus brillant de ces belles pratiques est: « Le rappel à la vie de personnes « plongées depuis long-temps dans un état de mort apparente, par la volonté ferme et bien tendue d'un homme « plein de force vitale, (principalement d'un de ces « hommes comme il y en a peu, qui, avec une constitution

« robuste et une grande bonté d'âme, ont peu de propen-
« sion aux plaisirs de l'amour) sorte de résurrection dont
« l'histoire rapporte plusieurs exemples incontestables. »

Il n'est pas même besoin de la bonne intention pour réussir : « Il suffit d'une seule passe exécutée, LA VO-
« LONTÉ MÉDIOCREMENT TENDUE, en glissant le plat de
« mains sur le corps, depuis le sommet de la tête jus-
« qu'au bout des pieds. » Si avec si peu de bonne volonté on guérit « des hémorrhagies utérines, même à
« leur dernier période, quand elles sont sur le point
« d'occasionner la mort, » faut-il s'étonner qu'en y mettant un peu plus du sien on ait ressuscité des morts ?

Me croira-t-on, Monsieur, si j'affirme que tout cela se dit dans les livres mêmes de votre maître, et dans celui-là même de ses ouvrages, qui est l'Evangile de la doctrine, dans l'Organon ? ( V. Organon, p. 292 et suivantes. ) Et voilà les hommes qui prétendent qu'on les calomnie (1) !

Haussez maintenant les épaules tout à votre aise, mais pardonnez, en revanche, l'éclat de rire dont tous les hommes sensés se sont pris à la lecture de pareilles extravagances.

DOYÈRE, D. M. P.

*P. S.* Les citations sur lesquelles s'appuie ce travail sont exactes. Tout au plus me pourrait-on reprocherde

(1) Ainsi d'une part, comme nous l'avons montré ailleurs, les homéopathes touchent au plus grossier matérialisme, de l'autre aux plus stupides superstitions. Si vous ajoutez que tel de leurs apôtres ne leur est arrivé qu'après avoir été pendant quelque temps un des coryphées du St-Simonisme, que tel autre se fait défenseur de l'hydiosudopathie, ne sera-ce pas le cas en voyant toutes ces absurdités, se donner la main, d'appliquer le proverbe si connu : *Similia similibus fricantur*.

n'en avoir pas toujours parfaitement saisi le sens. Il est facile de se tromper en interpretant un auteur qui marche sans cesse de contradiction en contradiction. Mais, en supprimant les passages douteux, ce qui restera sera toujours plus que suffisant pour montrer l'absurdité de la doctrine Hahnemannienne. On pourrait aisément trouver dans Hahnemann des passages opposés à ceux que j'ai copiés, mais cela ne détruira pas ceux-ci et ne sera qu'une preuve de plus du défaut de logique de cet auteur.

Quant aux calculs, je me ferai un plaisir de donner les chiffres à ceux qui douteraient de leur exactitude. On verra alors que, loin d'avoir exagéré, je me suis toujours tenu au dessous de la vérité.

Il reste donc prouvé :

1° Que le principe homéopathique, en tant qu'on en fera un principe exclusif, est faux ;

2° Que la manière dont ce principe est présenté par Hahnemann, est contraire à toute logique, et ne peut convaincre aucun esprit juste, quand même il serait aussi vrai qu'il est faux ;

3° Que, quelqu'opinion qu'on doive avoir de l'homéopathie en théorie, on devra toujours la regarder comme absurde en pratique

Si une doctrine est absurde en pratique et en théorie, on ne peut apporter à son appui aucun fait qui ne soit ou controuvé ou mal interpreté.

Je dois donc regarder cette polémique comme entièrement terminée.

Caen, Imp. de F. POISSON. — 1842.

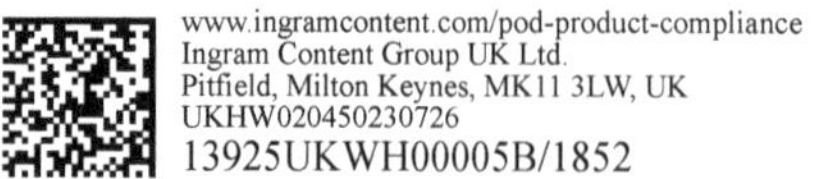
www.ingramcontent.com/pod-product-compliance
Ingram Content Group UK Ltd.
Pitfield, Milton Keynes, MK11 3LW, UK
UKHW020450230726
13925UKWH00005B/1852

9 782019 248246